QUELQUES RÉFLEXIONS

SUR

LES AVANTAGES DE LA VACCINE;

THÈSE

Présentée et soutenue à la Faculté de Médecine de Paris, le 8 avril 1830, pour obtenir le grade de Docteur en médecine;

PAR PIERRE SEBILLOT, de Merdrignac,

Département des Côtes-du-Nord.

Nunc utile multis.

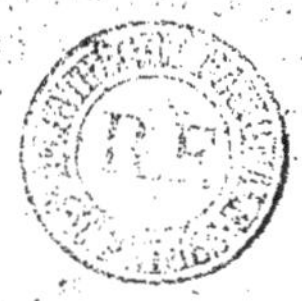

A PARIS,

DE L'IMPRIMERIE DE DIDOT LE JEUNE,

Imprimeur de la Faculté de médecine, rue des Maçons-Sorbonne, n°. 13.

1830.

FACULTÉ DE MÉDECINE DE PARIS.

Professeurs.

M. LANDRÉ-BEAUVAIS, Doyen.	MESSIEURS
Anatomie	CRUVEILHIER.
Physiologie	DUMÉRIL.
Chimie médicale	ORFILA, *Président.*
Physique médicale	PELLETAN fils.
Histoire naturelle médicale	CLARION.
Pharmacologie	GUILBERT.
Hygiène	ANDRAL.
Pathologie chirurgicale	MARJOLIN, *Examinateur.* ROUX.
Pathologie médicale	FIZEAU. FOUQUIER.
Opérations et appareils	RICHERAND, *Examinateur.*
Thérapeutique et matière médicale	ALIBERT.
Médecine légale	ADELON.
Accouchemens, maladies des femmes en couches et des enfans nouveau-nés	DESORMEAUX.
Clinique médicale	CAYOL. CHOMEL. LANDRÉ-BEAUVAIS. RÉCAMIER, *Suppléant.*
Clinique chirurgicale	BOUGON. BOYER. DUBOIS, *Examinateur.* DUPUYTREN.
Clinique d'accouchemens	DENEUX.

Professeurs honoraires.

MM. DE JUSSIEU, DES GENETTES, DEYEUX, LALLEMENT, LEROUX.

Agrégés en exercice.

MESSIEURS	MESSIEURS
BAUDELOCQUE.	DUBLED.
BAYLE.	DUBOIS.
BERARD.	GERDY.
BLANDIN, *Suppléant.*	GIBERT.
BOUILLAUD.	HATIN.
BOUVIER.	LISFRANC, *Examinateur.*
BRIQUET.	MARTIN SOLON, *Examinateur.*
BRONGNIART.	PIORRY.
CLOQUET.	ROCHOUX.
COTTERRAU.	SANDRAS.
DANCÉ.	TROUSSEAU.
DEVERGIE.	VELPEAU.

Par délibération du 9 décembre 1798, l'École a arrêté que les opinions émises dans les dissertations qui lui seront présentées doivent être considérées comme propres à leurs auteurs, qu'elle n'entend leur donner aucune approbation ni improbation.

A MON PÈRE

ET

A MA MÈRE.

Témoignage d'amour et de reconnaissance.

A MES FRÈRES ET A MA SŒUR.

Souvenir de ma tendre affection.

P. SEBILLOT.

QUELQUES RÉFLEXIONS

SUR

LES AVANTAGES DE LA VACCINE.

Toute invention nouvelle trouve ses contradicteurs, leur nombre augmente même ordinairement en raison de son importance : s'il en est ainsi, quelle découverte mérita jamais plus que la vaccine d'avoir de nombreux adversaires ! Mais si la vaccine eut ses antagonistes, elle eût aussi de zélés défenseurs, et les premiers furent bientôt réduits au silence, accablés par des faits si décisifs et si nombreux, qu'il y eût eu plus que de la folie à essayer de lutter encore.

Les médecins, les gouvernemens eux-mêmes, frappés des immenses avantages d'une découverte qui n'allait à rien moins qu'à détruire complètement un fléau dévastateur, qui chaque jour faisait les plus terribles ravages, rivalisèrent de zèle pour la propagation de la vaccine, et tout faisait espérer que leurs efforts seraient couronnés d'un plein succès. Ce que promettait la vaccine s'est-il réalisé? Trente ans se sont écoulés depuis son introduction en France : on a bien, il est vrai, l'assurance que le nombre des victimes de la petite-vérole a diminué de beaucoup ; mais on a aussi la douleur de voir, dans certaines contrées surtout, ses bienfaits méconnus ; l'ignorance et de fâcheux préjugés s'opposer à sa propagation, et la variole sévir encore avec une violence que l'on espérait ne plus devoir craindre.

En 1828, une épidémie de variole se déclara dans le département des Côtes du Nord ; j'y exerçais alors la médecine en qualité d'officier de santé : j'ai pu juger, par moi-même, combien la variole y est encore redoutable, et combien il s'en faut que la vaccine y soit répandue autant qu'il serait à désirer qu'elle le fût. Pénétré de l'étendue des obligations que ma profession m'impose, et convaincu qu'être utile est le premier de mes devoirs, puisqu'aujourd'hui la circonstance me fait un devoir d'écrire ; que du moins, s'il est possible, mes premiers essais ne soient pas tout à fait inutiles à mon pays. C'est cette raison qui m'a déterminé dans le choix de mon sujet ; c'est pour cette raison encore que je passerai sous silence l'histoire de la découverte de la vaccine, ainsi que celle des caractères de l'éruption, pour m'occuper d'un objet à mes yeux bien plus important, ses résultats.

Depuis quelques années le zèle que l'on avait déployé pour propager la vaccine s'est singulièrement ralenti : en serait-il de la vaccine comme de beaucoup d'inventions, auxquelles on ne s'arrête que par l'attrait de la nouveauté ? Le tableau des vaccinations pour 1828 présente une diminution notable. Les tableaux qui suivront rétabliront-ils l'équilibre? La population des villes est presque toute vaccinée, celle des campagnes ne l'est pas ; là surtout sont les difficultés : qu'on y propage l'instruction, et la vaccine n'y trouvera bientôt plus d'obstacles. C'est pour mes compatriotes que j'écris ; ils me sauront, j'espère, quelque gré de ma bonne volonté ; et si les efforts que je fais pour propager parmi eux la vaccine sont couronnés de quelque succès, la certitude de leur avoir été utile sera pour moi une bien douce récompense.

Effet préservatif. Les doutes qui s'élevèrent dès le principe sur l'efficacité de la vaccine, comme préservatif de la variole, l'importance de l'objet en lui-même, engagèrent les amis de l'humanité à éclairer la matière. Des expériences nombreuses furent faites dans différens pays; partout le résultat fut le même, et aucun accident ne vint démentir les espérances conçues. Mon intention n'est pas de rapporter ici toutes les contre-épreuves faites à ce sujet; on pourrait en faire des volumes : je me contenterai d'en citer quelques-unes, dont l'authenticité ne peut être mise en doute, et qui sont tellement décisives, qu'elles doivent entraîner la conviction des esprits les plus sceptiques.

Les différentes contre-épreuves auxquelles la vaccine a été soumise sont de trois sortes : 1°. l'*inoculation de la variole*; 2°. la *cohabitation*; 3°. le *retour d'épidémies varioliques*.

1°. *Contre-épreuves par l'inoculation de la variole.* Le célèbre *Jenner*, avant la publication de sa découverte avait vainement tenté d'inoculer la variole à une cinquantaine de sujets, qui, à une époque plus ou moins éloignée, avait accidentellement contracté la vaccine naturelle; ce fut même en partie à l'inutilité de ses tentatives à cet égard qu'il dut l'heureuse idée d'obtenir, au moyen de l'art, ce que jusque-là le hasard seul avait fait. A peine ses premiers travaux furent-il connus en Angleterre, que la vaccine s'y propagea avec une rapidité étonnante, et que des expériences y furent faites en grand pour constater son efficacité.

Le duc d'Yorck fit vacciner un régiment entier, et le soumit ensuite à l'inoculation de la variole; aucun de ceux qui le composaient ne contracta la maladie.

M. Fermor, gentilhomme anglais, répéta sur ses terres la même expérience : un grand nombre de personnes y furent vaccinées, et ensuite inoculées sans succès.

Plusieurs médecins, tant en Angleterre qu'en Allemagne, et en d'autres contrées de l'Europe, *Duarro*, *Stromeyer*, *Sacco*, *Scarpa*, et une infinité d'autres, firent les mêmes tentatives, et nulle part l'inoculation ne réussit.

La France fut une des dernières puissances de l'Europe appelée à jouir des bienfaits de la vaccine; mais le zèle et l'activité que l'on déploya pour sa propagation l'eut bientôt mise de niveau avec ses voisins. D'immenses travaux furent faits sur cette matière ; un grand nombre de médecins, la plupart des comités de vaccine des départemens, renouvelèrent la contre-épreuve par l'inoculation : leurs tentatives eurent le même résultat. Entre mille que je pourrais citer, je choisirai celle faite par le comité central en 1801, parce qu'elle fut faite en présence d'un grand nombre de médecins, et qu'elle eut la plus grande publicité possible. Cent deux enfans vaccinés depuis huit à dix-huit mois furent inoculés avec le pus d'une variole des plus caractérisées; du pus variolique fut même maintenu pendant plusieurs jours en contact avec une ulcération survenue à la jambe de l'un d'eux, sans que ni chez ce dernier, ni chez les autres, l'on remarquât aucun signe d'infection, soit générale, soit locale.

2°. *Contre-épreuve par la cohabitation.* Les épreuves par la cohabitation ne sont pas moins nombreuses que celles qui précèdent; tout le monde peut en citer des exemples; tous les livres en sont pleins. Là, c'est une famille rassemblée dans un espace étroit, c'est une mère atteinte de varioles, forcée de conserver près d'elle ses enfans vaccinés, et de partager son lit avec eux; ce sont des frères vaccinés, d'autres atteints de varioles, placés dans les mêmes circonstances; ailleurs c'est une salle d'hôpital qui contient en même temps des sujets vaccinés, d'autres varioleux, et dans aucun cas la variole n'atteint ceux qui sont assez heureux pour avoir été soumis antérieurement à la vaccination.

Le comité central, en 1802, fit encore une expérience directe à cet égard. Trente-six enfans, choisis par lui, furent renfermés pendant plus de quinze jours dans un appartement où étaient couchés cinq enfans atteints de variole, jouèrent avec eux, partagèrent leurs repas et leurs lits; plusieurs même portèrent pendant plusieurs jours des chemises des malades imprégnées de pus variolique; et, dit M. *Husson*, qui rend compte de cette expérience, ces trente-six enfans n'ont pas éprouvé la moindre altération dans leur santé, ni durant leur séjour près des malades, ni depuis qu'ils en ont été éloignés.

3°. Enfin le dernier genre de contre-épreuve n'est pas moins décisif que les premiers. Tous les rapports faits au comité central de vaccine font mention d'un nombre plus ou moins considérable de vaccinés qui ont traversé des épidémies meurtrières sans être atteints de variole.

M. *Dutreuil*, de Bordeaux, dans un rapport fait à l'Académie en 1825, avance que, sur plus de six mille vaccinés par lui depuis plus de vingt ans, aucun n'a été atteint de variole.

Que l'on consulte les registres des établissemens publics où la vaccination est pratiquée avec soin, et l'on verra qu'on n'y a jamais observé aucun cas de variole survenu chez les sujets qui y ont été vaccinés.

Tel était l'état des choses, lorsqu'une épidémie meurtrière vint, en 1825, ravager la France, et la capitale en particulier. Plusieurs exemples de varioles survenues chez des sujets vaccinés furent présentés à l'Académie, et la vertu préservatrice de la vaccine fut de nouveau mise en question. D'après ce qui précède, on aurait peine à s'expliquer les nouvelles attaques dirigées contre la vaccine, si l'on ne savait combien, en pareille matière, l'erreur est facile. Par combien de circonstances, en effet, n'a-t-on pas pu être induit en erreur? L'ignorance d'un vaccinateur incapable de distinguer la fausse vaccine de la vraie vaccine, la négligence d'un vaccinateur plus instruit à s'assurer par lui-même du résultat de son opération, et qui souvent s'en rapporte aux dires d'une mère ou d'une nourrice qui le trompent par ignorance ou par préjugé; la fausse variole, souvent prise pour la véritable, telles sont les causes les plus fréquentes d'erreur. Mais j'admets que ces observations de variole chez des vaccinés soient authentiques et exemptes des causes d'erreur que je viens de signaler; des faits si clairsemés suffiraient-ils pour faire douter de la vertu de la vaccine comme préservatif? Un fait bien anciennement connu, c'est que quelques personnes, des familles entières, ont été atteintes de variole deux et même trois fois dans leur vie. Quand on considère l'analogie qui existe entre la vaccine comme préservatif de la variole, et la variole comme préservatif d'une rechute, ne doit-on pas admettre, avec *Hufeland*, que certaines constitutions sont plus aptes que d'autres à contracter la variole, et qu'à raison de cette disposition individuelle, la vaccine, pas plus que la variole, n'a la force d'anéantir complètement cette aptitude? Dès-lors, pourquoi attendre plus de la vaccine que de la variole elle-même? Des faits nombreux ne prouvent-ils pas que, si la vaccine et la variole n'ont pas toujours préservé ceux qui les avaient subies, l'avantage est tout entier pour la première, du moins par rapport au danger de la maladie?

Thomson, qui a observé, en 1818, une épidémie de variole à Édimbourg, rapporte que, sur soixante-onze varioleux atteints pour la seconde fois, trois périrent, et qu'un seul eut le même sort, sur quatre cent quatre-vingt quatre vaccinés aussi atteints de la maladie.

M. *Pagès*, de Philadelphie, a fait, en 1825, la même observation sur cent quarante-huit varioleux : quarante-sept avaient été vaccinés; huit avaient déjà été atteints une fois de variole. Tous les premiers eurent une variole discrète, et se rétablirent; tous les derniers succombèrent; cinquante-deux, qui n'avaient été ni vaccinés, ni atteints de variole, périrent.

Quoique ce que nous venons de dire établisse suffisamment l'effet préservatif de la variole, je crois cependant ne pouvoir me dispenser de reproduire les objections faites par les nouveaux antagonistes de la vaccine. Ceux-ci, pour étayer leur opinion, ont prétendu : 1°. que la vaccine, par suite de sa transmission, avait perdu de son efficacité; 2°. que la vaccine n'est plus préservatrice après un certain nombre d'années.

Ceux qui ont avancé la première proposition, ont fondé leurs raisonnemens sur la prétendue analogie qui existe entre le vaccin et les autres virus, qui, prétendent-ils, dégénèrent avec le temps. Quand même il en serait ainsi pour quelques-uns d'entr'eux, la fièvre jaune et la syphilis, par exemple, l'analogie est plus grande encore entre les virus de la vaccine et la variole. La vaccine préserve de la variole, la variole d'une rechute. L'une et l'autre présentent des périodes bien distinctes d'invasion, d'éruption, de suppuration et de dessiccation. La seule différence qui existe entre elles est que la variole envahit toute l'économie, et est souvent accompagnée ou suivie d'accidens mortels, tandis que la vaccine est une affection le plus souvent purement locale, ou qui ne donne lieu qu'à des symptômes généraux fort peu prononcés. On pourrait même pousser plus loin cette analogie, soutenir même peut-être que ces deux affections ne sont que des degrés différens de la même maladie. M. *Guillon de Saint-Pol*, à défaut de vaccin, a inoculé le pus d'une varioloïde, et n'a pas été peu surpris d'obtenir pour résultat une superbe vaccine, qui, inoculée à d'autres individus, s'est reproduite avec tous ses caractères bien connus. D'autres médecins ont même été plus loin; ils ont inoculé le pus d'une variole bien constatée mêlé avec du lait, et ont obtenu la vaccine.

Malgré cette frappante analogie, pour ne pas dire cette identité, voyons-nous que la variole ait perdu de son activité meurtrière? Les épidémies observées en 1818 et 1825 ont-elles été plus bénignes que celles que l'on voyait il y a trente ans? Non, sans doute; et malgré tous les soins que l'on a déployés pour propager la vaccine à Paris, si, en 1825, il y est mort encore deux mille cent quatre-vingt treize individus par la seule variole, il est probable que si pareille épidémie se fût déclarée il y a trente ans, elle eût été mémorable dans les annales de la mortalité.

On a prétendu encore que les caractères généraux et locaux avaient perdu de leur intensité, et que les cicatrices des premières vaccinations étaient beaucoup plus marquées que celles d'aujourd'hui. Ces assertions sont loin d'être prouvées, et peuvent encore être combattues victorieusement par des faits.

Decarro dit n'avoir pas observé la moindre différence entre ses vaccinations de 1799 et celles qu'il pratiquait en 1820.

Sacco, qui a suivi la vaccine à sa cent dix-septième transmission, M. *Barrey*, de Besançon, qui l'a suivie jusqu'à sa treize cent sixième, ont fait la même observation, et ne peuvent citer aucun cas de variole survenue chez leurs vaccinés.

L'ancien comité de Reims fit, en 1804, inoculer à des vaches du vaccin qui avait déjà suivi une immense échelle de transmission. Cette inoculation produisit des pustules en tout semblables à celles décrites par *Jenner*, et dont il s'était servi pour ses premières vaccinations. Le vaccin repris sur ces vaches ne produisit pas sur l'homme une maladie plus grave que lorsqu'il avait été pris sur un individu de son espèce.

Les prétentions de ceux qui n'accordent à la vaccine qu'un effet préservatif temporaire, ont pour fondement les succès obtenus dans quelques vaccinations secondaires. On ne peut nier que des vaccinations secondaires n'aient quelquefois réussi ; mais on a aussi réussi sur des individus antérieurement atteints de variole ; et ce que nous avons dit en parlant de la contagion peut trouver encore ici son application. Tout prouve d'ailleurs combien ces cas de vaccinations secondaires sont rares.

M. *Moreau*, qui a fait un grand nombre d'expériences sur le sujet qui nous occupe, n'a jamais réussi à développer une seconde vaccine sur des sujets vaccinés depuis moins de vingt ans. Au rapport de M. *Salmade*, toutes les inoculations secondaires pratiquées par l'ancien comité de vaccine n'en ont jamais produit que de fausses.

Du petit nombre de vaccinations secondaires que l'on a pu obtenir, peut-on raisonnablement déduire une conclusion aussi positive que celle que l'on a émise ? Non, sans doute. On saura faire la part à la prévention et à la mauvaise foi, et réduire à sa juste valeur une opinion fondée sur de si rares exceptions, et soutenue par des hommes qui, tous d'accord en un seul point, que la vaccine n'a un effet préservatif que pour quelques années sont si loin de s'entendre ; quand il faut limiter l'époque à laquelle cet effet doit cesser. *Goldson*, qui, le premier, émit en 1804 cette opinion, restée dans l'oubli jusque dans ces derniers temps, fixait à deux ou trois ans l'effet préservatif de la vaccine ; M. *Caillot* le fixait à dix ou douze ans ; M. *Boulu* le portait à quinze ; M. *Berlan* à dix-sept ou dix-huit ; enfin M. *Germeuil* l'étendit jusqu'à vingt ou vingt-cinq. Tous se sont appuyés des mêmes preuves.

Pourquoi donc leurs conclusions sont-elles si différentes? C'est qu'ils ont posé en principe ce qui n'était qu'une rare exception.

Si, à tous les cas déjà cités, on ajoute que M. *Guétan*, de Lons-le-Saulnier, a vacciné dix-sept mille personnes en vingt-six ans; que deux cent vingt-deux millions six cent cinquante mille individus ont été vaccinés dans le même nombre d'années par le comité de vaccine de la Meurthe, que ces individus ont traversé sans accident de nombreuses épidémies, on peut, je crois, hardiment conclure, que la vaccine est maintenant aussi efficace qu'au moment de sa découverte, et que ses heureux effets, à quelques exceptions près, durent autant que la vie.

On a souvent eu occasion de voir la variole et la vaccine réunies sur le même individu; tantôt ces deux maladies ont suivi leur cours ordinaire sans que l'une d'elle parût influencer l'autre d'une manière sensible; dans d'autres cas on a vu la variole, sous l'influence de la vaccine, prendre une marche beaucoup plus bénigne, et se terminer d'une manière favorable. Les expériences de *Sacco* donnent la raison de cette différence : cet habile praticien est parvenu à démontrer, au moyen d'inoculations répétées de variole sur des sujets actuellement vaccinés, que l'effet préservatif de la vaccine commence à se faire sentir vers le sixième ou septième jour, et que c'est vers l'époque de la maturation que le sujet commence à n'être plus apte à contracter la variole. Ainsi, une variole qui survient spontanément dans les premiers jours de la vaccine suivra son cours ordinaire; elle deviendra, au contraire, d'autant plus bénigne et sera d'autant plus modifiée qu'elle apparaîtra plus près de la maturation de la pustule vaccinale. Il suit de là, comme l'observe M. *Navaro*, que la vaccine doit être considérée non-seulement comme un préservatif sûr de la variole, mais encore comme un moyen puissant d'entraver la marche des épidémies, de modifier et d'atténuer la gravité, si souvent funeste, de la variole dans ces circonstances.

Innocuité de la vaccine. L'innocuité de la vaccine est maintenant incontestable; son effet est purement local, et le mouvement fébrile qui survient vers le dixième jour, à dater de l'inoculation, est le plus souvent à peine sensible; d'autres fois il est plus prononcé, et accompagné de douleur et de gonflement des glandes axillaires, mais jamais assez pour constituer une véritable maladie, et, à plus forte raison, pour produire la mort. Depuis plus de trente années que la vaccine est découverte et pratiquée, on n'a pu citer aucun cas de mort arrivé par le fait seul de la vaccine; il paraît même que pendant le développement de la pustule vaccinale les sujets sont moins exposés à mourir qu'à aucune autre époque de la vie: en effet, il est prouvé que sur six cents individus, pris à l'âge et dans les circonstances les plus heureuses, il en meurt un; si, comme l'observe M. *Hallé*, sur 2,600,000 vaccinés on cite seulement onze cas de mort survenus pendant le travail de la vaccination, il y a pour les vaccinés une chance bien plus grande que pour les autres.

Bien loin que la vaccine soit nuisible, des exemples nombreux, cités par les médecins les plus recommandables, prouvent qu'elle a souvent une heureuse influence sur certaines maladies. MM. *Blanche*, *Voisin*, *Décarro*, *Mannoir*, *Fournier*, *Arnal*, *Barrey*, etc., ont vu des dartres, des engorgemens glanduleux, des ophthalmies, des croûtes laiteuses, des affections nerveuses de toute espèce, la coqueluche, la chlorose, etc., s'améliorer d'une manière notable, et même guérir radicalement sous son heureuse influence; et, comme le dit fort bien M. *Hallé*, « si l'on refuse d'admettre toutes ces guérisons comme dé-« terminées par la vaccine, on ne peut du moins se refuser à admet-« tre la coïncidence de la guérison et de la vaccination; et de la mul-« tiplicité des faits naîtra nécessairement une présomption en faveur « de la vaccine dans ce cas, outre la circonstance importante que la « vaccine n'y a ajouté aucun élément nuisible. »

Mais, dira-t-on, si la vaccine n'est pas nuisible par elle-même, ne court-on pas risque d'inoculer à un individu sain, outre le virus de la vaccine, une autre maladie contagieuse dont serait atteint le sujet qui aurait fourni le vaccin?

La réponse à cette objection est facile, et un objet aussi important ne devrait pas rester sans être éclairé. Long-temps avant la découverte de la vaccine, on savait combien il était difficile d'inoculer en même temps deux virus. Aussi M. *Dezile* n'hésita-t-il pas à prendre du pus variolique sur un nègre mort, pour inoculer la variole : son expérience réussit sans qu'il se déclarât aucun accident fâcheux. On a mêlé du vaccin et du pus de variole, que l'on a inoculés en même temps ; une des deux maladies seulement s'est développée. D'autres médecins ont pris du vaccin sur des syphilitiques, des galeux, etc., et la vaccine s'est toujours développée seule.

On a dit encore, la variole est une maladie dépuratoire, qui seule peut débarrasser l'économie d'une grande quantité d'humeurs ; la vaccine, s'opposant à son développement, expose le sujet vacciné à une foule de maladies graves.

Cette objection, reste des vieilles théories de l'humorisme, est celle qui a fait et fait encore le plus de tort à la vaccine ; c'est l'opinion de la plupart des gens étrangers à la médecine, c'est celle des gens de la campagne ; ils y sont d'autant plus attachés que c'est une tradition de leurs pères, et c'est pour eux la vérité, car ils croient la comprendre.

La variole une maladie dépuratoire ! L'homme est donc bien malheureux, s'il ne peut obtenir la santé que par une maladie qui égale toutes les autres en malignité, si elle ne les surpasse pas. Quelle épuration qu'une maladie qui tous les jours entraîne à sa suite, outre la mort du cinquième au moins de ceux qu'elle atteint, des dépôts purulens, des lésions variées des facultés intellectuelles, la perte des membres, la cécité, etc., et, dans les cas les plus heureux, des cicatrices plus ou moins difformes ! Et pourquoi ne pas regarder aussi la peste comme une maladie dépuratoire ? et quand une maladie survient chez un sujet vacciné, pourquoi en accuser la vaccine plutôt que toute autre maladie antérieurement essuyée ? Mais c'est assez nous étendre sur une pareille objection ; et s'il était possible de faire un tableau comparatif de la santé entre ceux qui ont été vaccinés et ceux qui ont eu la variole, nous ne doutons pas que l'avantage ne fût en faveur de la vaccine.

Ces objections ne sont pas les seules que l'on ait faites contre la vaccine; mais le bon sens et la raison en ont depuis long-temps fait justice; aussi ne nous arrêterons-nous pas à les discuter.

Pour finir, il resterait ici à déterminer, au moins d'une manière approximative, l'influence que la vaccine a eue sur l'augmentation de la population. Avant la découverte de la vaccine, la variole était devenue une des chances indispensables de la nature humaine: elle en enlevait, dit-on, année commune, du sixième au septième des individus qui en étaient atteints, et, dans les grandes épidémies, elle en moissonnait souvent le tiers. La Condamine disait qu'elle enlevait à la France le dixième de la population, et que la méthode de l'inoculation, qui faisait cependant encore des victimes, pouvait sauver en France trois millions d'individus dans un siècle, non compris leur postérité. Si l'inoculation avait de tels résultats, la vaccine, qui ne fait périr personne, doit en avoir de bien plus avantageux encore.

M. *Barrey*, en comparant les vingt-cinq années qui ont précédé la vaccine et les vingt-cinq qui l'ont suivie, a trouvé qu'à Besançon, de 1777 à 1801, les naissances furent de 26,113 et les décès de 26,155; de 1802 à 1826, les naissances furent de 23,644, les décès de 22,634: il y avait donc eu pendant ces dernières une diminution considérable dans la mortalité, ce qu'il attribue entièrement à la vaccine. En comparant les vingt premières années de la vie, les résultats étaient plus frappans encore: dans la première époque, la moitié avait péri à vingt ans; dans la seconde, à vingt ans les $\frac{3}{5}$ vivaient encore.

M. *Dévillard*, dans ses belles recherches statistiques-mathématiques sur la population, établit d'une manière positive; que la vaccine peut sauver en France chaque année, 77,215 personnes; que la plus grande mortalité par la petite vérole, tombe sur les enfans de trois à quatre ans; que, par suite de la vaccine, il doit y avoir autant d'individus à atteindre l'âge de 16 ans qu'il y en avait auparavant à atteindre celui de quatre ans et demi, et autant à parvenir à l'âge de vingt ans qu'il y en avait à vivre jusqu'à sept avant l'introduction de la vaccine.

Suivant M. *Villermé*, en 1781, la mortalité moyenne en France était de 1 sur $29\frac{3}{5}$; en 1802, de 1 sur $30\frac{974}{10000}$, et depuis 1820, de 1 sur 39. De 1780 à 1820, la population s'est augmentée de 5,000,000.

Tout en convenant, avec M. *Villermé*, que l'augmentation des moyens de subsistance, augmentation due à des moyens d'instruction plus étendus, à la division des propriétés plus également réparties, au perfectionnement de l'agriculture, à l'ouverture des routes et des canaux, etc., ait eu une grande influence sur un résultat si important, nous croyons que la vaccine y a eu sa très-grande part; et en présence d'un tel résultat nous pouvons dire, sans qu'on nous accuse d'exagération : *Que la guerre et la peste ne peuvent jamais faire autant de mal que la vaccine peut faire de bien.*

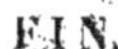

FIN.

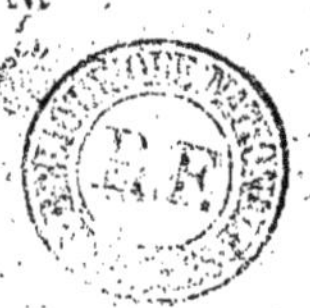

HIPPOCRATIS APHORISMI

(*edente* PARISET).

I.

Quò ducere oportet, quò maximè vergant, eò ducenda, per convenientia loca. *Sect.* 1, *aph.* 21.

II.

In febribus acutis convulsiones, et circa viscera dolores vehementes, malum. *Sect.* 4, *aph.* 66.

III.

Ad extremos morbos, extrema remedia exquisitè optima. *Sect.* 1, *aph.* 6.

IV.

Cùm morbus in vigore fuerit, tunc vel tenuissimo victu uti necesse est. *Ibid.*, *aph.* 8.

V.

In morbis acutis, extremarum partium frigus, malum. *Sect.* 7, *aph.* 1.

VI.

Puer non laborat podagrâ, ante veneris usum. *Sect.* 6, *aph.* 30.

www.ingramcontent.com/pod-product-compliance
Ingram Content Group UK Ltd.
Pitfield, Milton Keynes, MK11 3LW, UK
UKHW021020220726
13924UKWH00001B/100